L

Dr Paul ROUX
INTERNE DE L'ASILE DES ALIÉNÉS
DE MARSEILLE

De la Folie par Intection Palustre

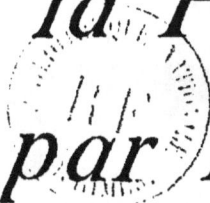

MONTPELLIER

G. FIRMIN, MONTANE ET SICARDI

DE LA FOLIE

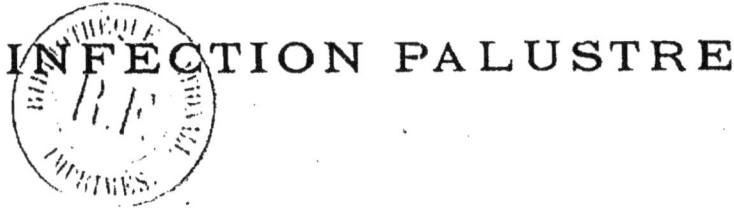

INFECTION PALUSTRE

PAR

Paul ROUX

DOCTEUR EN MÉDECINE

MONTPELLIER

IMPRIMERIE Gustave FIRMIN, MONTANE et SICARDI

Rue Ferdinand-Fabre Quai du et Verdanson

—

1905

A LA MÉMOIRE DE MA MÈRE

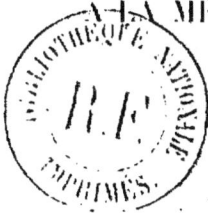

Témoignage de profonde reconnaissance

A MON PÈRE

Faible gage de mon dévouement

A MES FRÈRES EMILE ET ALFRED

Affection

P. ROUX.

AVANT-PROPOS

Nous sommes heureux qu'un usage traditionnel nous permette, avant d'entrer en matière, de remercier nos maîtres et nos amis.

Le premier envers qui nous tenons à nous acquitter de ce devoir est M. le docteur Rey, médecin en chef de l'asile des aliénés de Marseille. Nous lui sommes redevable de notre sujet et nous sommes heureux de reconnaître publiquement qu'il ne nous a épargné ni son temps ni ses conseils. Qu'il veuille bien agréer l'hommage de notre profonde gratitude ;

Qu'il daigne l'agréer aussi M. le professeur Boinet, pour l'accueil que nous avons toujours trouvé auprès de lui. Ses précieux renseignements ont facilité notre travail.

M. le professeur Guende, dont nous avons été l'aide de clinique pendant deux ans, a été pour nous un chef de service aimable et bienveillant ; à lui aussi le témoignage de notre reconnaissance.

A MM. les professeurs Cousin, Oddo, Delangl   ,
nos plus vifs remerciements, pour les conseils qu   u ont
donnés et pour la bienveillance qu'ils nous ont toujours accordée au cours de nos études.

Nous ne devons pas moins à M. le docteur Maunier, médecin en chef de l'asile d'Aix, qui nous a initié aux délicates études des maladies mentales.

Enfin, nous ne pouvons oublier M. le docteur Pélissier, médecin adjoint à l'asile Saint-Pierre, à qui nous devons diverses
traductions étrangères; nous lui disons sincèrement merci.

À tous ceux dont l'amitié nous est chère, nous adressons ici
l'assurance de notre sympathie et de notre affection.

Que M. le professeur Mairet, qui a daigné nous faire le
grand honneur d'accepter la présidence de notre thèse, veuille
bien nous permettre de lui offrir aujourd'hui l'expression de
nos plus respectueux sentiments.

INTRODUCTION

Le paludisme est une des maladies les plus répandues à la surface du globe (1). Sans parler des populations qui habitent les contrées palustres, nombreux sont les malades qui, ayant contracté des fièvres dans les localités où ils n'ont séjourné que peu de temps, restent encore de longues années sujets aux accidents du paludisme. Aussi cette infection qui occupe dans la nosologie une si grande place a-t-elle été étudiée de tout temps.

A la suite de campagnes coloniales, comme celles d'Algérie, du Tonkin, du Dahomey, de Madagascar, où le paludisme a régné en maître, on a souvent constaté chez les rapatriés une sorte d'hébétude, d'affaiblissement général des facultés mentales, et les fièvres intermittentes ont alors joué un grand rôle dans les psychoses consécutives à ces expéditions.

Nous avons recueilli une partie des documents sur lesquels ce travail est basé à l'asile des aliénés de Saint-Pierre, qui reçoit les pensionnaires de la Guerre et de la Marine provenant de toutes nos colonies et des pénitenciers d'Algérie et de Corse. Les certificats d'origine et les rapports détaillés des médecins militaires nous ont été fort utiles pour établir nettement les relations étiologiques existant entre les troubles psychiques et l'impaludisme.

---

(1) Laveran.

VIII

L'importance de cette étiologie est reconnue depuis longtemps dans l'armée coloniale et une très grande place est réservée aux troubles paludiques sur les feuilles de renseignements.

L'intensité de l'intoxication palustre dans nos colonies d'Extrême-Orient, jointe aux conditions étiologiques précédentes, explique la fréquence relative de ces troubles psychiques d'origine palustre. On les a peu observés à la suite des fièvres intermittentes contractées en Camargue, dans les Landes, dans la Bresse, et il faut donc accueillir avec réserve un certain nombre d'observations dans lesquelles les auteurs ont rapporté à l'impaludisme des troubles mentaux survenant dix, vingt et trente ans après des accès passagers de fièvre intermittente.

Dans la plupart de ces cas, l'intoxication palustre a été si faible, si éloignée et de si courte durée, qu'il ne faut peut-être l'accepter dans l'étiologie de ces troubles qu'à titre de simple coïncidence.

Deux conditions nous paraissent, en effet, nécessaires pour permettre de conclure à l'origine palustre de ces troubles mentaux : c'est d'une part l'absence ou le défaut de prédominance des autres facteurs étiologiques et d'autre part la succession de ces troubles psychiques et leur enchaînement à des manifestations prolongées et récentes de l'impaludisme.

Après avoir, dans un premier chapitre, fait l'historique de la question, dans un second, nous inspirant de la division adoptée par MM. Rey et Boinet dans leurs communications, nous étudierons : 1° s'il y a lieu d'admettre une folie palustre ; 2° les divers delvies durant l'accès et en dehors de l'accès.

Nous les ferons suivre de nos observations ; l'étiologie et la pathogénie viendront ensuite. En raison du milieu dans lequel nous avons observé, nous réserverons un chapitre important aux conséquences que l'infection palustre peut présenter au point de vue médico-légal.

DE LA FOLIE

PAR

INFECTION PALUSTRE

HISTORIQUE

Les troubles nerveux constatés durant l'évolution ou à la suite du paludisme étaient déjà connus au temps d'Hippocrate (Cardamatis).

Mais s'il est vrai que tous les auteurs qui depuis cette époque se sont occupés des maladies paludéennes, font mention du délire qui se présente au cours des différentes phases du paludisme, il n'en reste pas moins qu'aucun parmi eux ne traite cette question d'une façon particulière.

Ce n'est que depuis quelques années que l'attention des médecins qui ont observé dans les pays chauds, commença à se diriger du côté des troubles psychiques qu'on rencontre dans le paludisme.

Dans les œuvres d'Hippocrate, relativement au délire déterminé par la malaria on ne trouve que quelques phrases disséminées : « Le malade avait une fièvre délirante..., était atteint » d'un phrénétis..., avait un délire général et tomba en dé- » mence... Il y avait une grande incohérence dans les pensées

» du malade, qui était pris de folie presque avant le milieu du
» jour... »

Les successeurs d'Hippocrate, qui n'ont pu étudier à fond
la nature du délire paludique, s'expriment simplement de la
manière suivante : « Aliénation mentale..., parlait beau-
» coup..., tenait des propos incohérents... »

Après les époques Hippocratiques, Alexandrines, Gréco-ro-
maines et transitives, vient l'époque de la Renaissance. Durant
cette longue suite de siècles, il n'a pas été fait mention d'une
façon particulière des troubles psychiques déterminés par le
paludisme.

Vers le XVIIe siècle seulement, Rivière commence à effleu-
rer la question du délire qui se présente dans le paludisme et
rapporte cette observation clinique :

« Un médecin agé de 40 ans, d'un tempérament mélancoli-
» que, prédisposé aux maladies de l'esprit, contracta une fiè-
» vre double tierce, qui, devenue chronique, fut suivie de con-
» vulsions, de paralysie commençante, d'hypocondrie et de
» mort. »

Les manifestations délirantes, les hallucinations furent ob-
servées depuis par des médecins ultérieurs à Rivière. Le délire qui apparaît dans le cours les accès, aussi bien que celui
qui se produit durant la convalescence du paludisme, ont été
rencontrés par d'autres observateurs, qui, malheureusement,
n'y ont consacré que quelques mots. C'est ainsi que Borelli et
Etümler nous apprennent que l'espèce de délire maniaque qui
succède aux fièvres intermittentes, accompagne quelquefois
d'autres fièvres.

Bohérave, Sydenham et quelques auteurs allemands signalent les fièvres intermittentes comme une cause assez fréquente des dérangements de l'intelligence.

Après avoir indiqué les nombreux accidents qui suivent les
accès de fièvre, Sydenham ajoute : « Mais je ne saurai m'em-

» pêcher de parler d'un symptôme important, qui, bien loin
» de céder au purgatif, pas même à la saignée, devient au con-
» traire plus violent par ces remèdes. C'est une sorte de ma-
» nie particulière, laquelle vient quelquefois après les fièvres
» intermittentes qui ont duré fort longtemps, et surtout après
» les fièvres quartes. Elle ne guérit point par la méthode or-
» dinaire, et on a le chagrin de la voir dégénérer en une mé-
» lancolie qui ne se termine qu'avec la vie. »

Sydenham insiste ensuite sur le traitement de cette espèce
de folie, contre laquelle il recommande les toniques. L'illustre
praticien anglais signale donc déjà une espèce particulière de
folie paludéenne, il l'a observée assez souvent et s'étonne que
les auteurs qui l'ont précédé n'en aient rien dit. Hoffmann,
Home, en dehors du délire maniaque qui se fait observer pendant les accès de paludisme, rapportent aussi, mais au point
de vue historique seulement, certains cas d'hypocondrie après
le décours d'accès intermittents chroniques.

Morgagni, relatant une manie qui avait succédé aux fièvres
intermittentes, s'exprime ainsi : « J'appris alors que ce genre
» de folie peut se manifester après une longue fièvre d'au-
» tomne. »

Dans une lettre suivante, il rapporte qu'un jeune homme de
18 ans, vivant dans des lieux marécageux, fut pris d'une fièvre intermittente suivie d'hydropysie, qui fut remplacée par
l'épilepsie et la démence.

Après ces observateurs viennent Montfalcon, Fodéré, Lévy,
qui disent d'une manière également succincte « que les cachec-
tiques palustres ont l'esprit idiot…, le cœur impossible et bru-
tal…, ils sont insensibles comme des êtres qui végètent…,
leur regard mélancolique n'exprime que l'imbécillité et l'apathie…, ils ne connaissent ni la joie de l'enfance, ni les plai-
sirs de la jeunesse, ils sont indifférents aux passions généreu-
ses… »

Friedreich a signalé les fièvres intermittentes comme pouvant donner lieu à des troubles de l'intelligence.

Sauvages appelle « Dementia et quartana » une folie qui survient à la suite des fièvres quartes traitées par la saignée et les vomitifs.

Parmi les causes de folie indiquées par Thore et Aubanel, se trouve dans leurs statistiques de Bicêtre un cas de folie à la suite de fièvres intermittentes.

Sébastien a écrit sur ce sujet un intéressant mémoire, il rapporte quatre observations de manie consécutive à la fièvre palustre ; d'après lui la folie peut être observée même après des fièvres intermittentes de courte durée, que la fièvre soit quotidienne, tierce, double tierce ; il ajoute encore que la folie peut venir après les fièvres récidivées, en même temps que le premier accès de récidive ou plus longtemps après.

Celui qui parmi les observateurs de ce temps semble avoir le plus fixé son attention sur les troubles intellectuels que détermine le paludisme, est certainement Baillarger.

Cet auteur s'étonne du silence des monigraphes français sur les fièvres intermittentes, il cite deux observations. Pour lui la folie provoquée par les fièvres intermittentes dégénère souvent en stupidité mélancolique. Ces troubles mentaux sont le résultat de l'anémie palustre et la stupeur est particulièrement en rapport avec l'œdème du cerveau.

Le traité d'aliénation mentale de Pinel offre l'observation suivante : « un homme de lettres sujet à des excès de table » et guéri depuis peu d'une fièvre tierce, éprouve vers l'au-» tomne toutes les horreurs du penchant au suicide. »

Payen, médecin de l'hospice des aliénés d'Orléans, communique plusieurs observations de folie consécutive à la fièvre des marais.

Griesinger, « Traité des maladies mentales », dit avoir observé dans la cachexie palustre, même dans l'état non fébrile, un tremblement nerveux, une marche parfois chancelante avec des mouvements choréiformes aigus d'une péri-encéphalite, accompagnée d'un affaiblissement intellectuel, à des degrés variant jusqu'à la folie. Il ajoute que dans certains cas, on voit apparaître, au lieu des paroxysmes de froid ou de chaleur, des paroxysmes de folie intermittente (accès de manie violente, de délire furieux, quelquefois aussi tentatives de suicide).

En 1861, Berthier publie dans les Annales Médico-Psychologiques l'observation de fièvres intermittentes suivies d'aliénation. Il nous apprend que la folie consécutive à la fièvre intermittente se présente généralement sous la forme mélancolique et passe facilement à la chronicité sur les personnes prédisposées.

Girard relate l'influence des fièvres intermittentes sur l'épilepsie et la folie et cite deux observations à l'appui.

Monneret dit : « Le miasme des marais produit dans des circonstances assez rares, outre le délire aigu, une folie intermittente. »

Le docteur Erardt, professeur à Kiew, rapporte une observation très intéressante de folie paludéenne, et montre que la fièvre intermittente est une cause avérée d'aliénation mentale, soit que cette dernière se manifeste sous la forme de fièvre larvée, dans les pays où l'affection paludéenne est endémique, soit que sous la forme de manie aiguë de délire furieux, elle intervienne dans le cours même d'une fièvre intermittente, en prenant la place d'un stade de chaleur ou de froid.

Calmette dans la *Gazette des hôpitaux* de 1872, dit avoir observé un délire mélancolique consécutif à une fièvre palustre.

Colin, dans son Traité des fièvres intermittentes, donne la description du délire qui survient après l'accès pernicieux, il indique que cet accident s'évanouit au déclin de l'accès fébrile, tout en reconnaissant que le malade « ne laisse pas d'avoir dans la pyrexie même, une inquiétude et un certain étonnement ».

Christian, dans son mémoire sur la folie consécutive aux maladies aiguës qu'il publia en 1873 dans les *Annales*, dit avoir réuni seize observations d'aliénation mentale produites par l'impaludisme, et nous voyons dans son tableau-statistique, que la fièvre intermittente y occupe le second rang, immédiatement après la fièvre typhoïde, dont l'action est si remarquable dans le développement de la folie.

Krœplin admettant également que le paludisme peut déterminer durant son évolution des troubles psychiques, attribue à la fièvre intermittente la possibilité de déterminer de la manie, de la mélancolie ou de la lypémanie et insiste plus particulièrement sur la cachexie palustre comme cause de l'apathie intellectuelle.

Mabille, qui a observé de nombreux cas de malaria à l'asile de Blois, chez des aliénés originaires de la Sologne, conclut que la fièvre intermittente peut engendrer l'aliénation, et quand elle existe, elle modifie d'une façon désavantageuse le cours de l'affection mentale.

Krafft-Ebing, dans son traité, signale aussi particulièrement le rôle des fièvres intermittentes dans la production des psychoses.

Lemoine et Chaumier, dans un long mémoire publié dans les *Annales* en 1887 étudient les troubles psychiques dans le paludisme, et conclut que le paludisme, tout en étant une cause d'aliénation peu fréquente, est une étiologie qui doit être cherchée et qui sera souvent utile pour le pronostic et le traitement. Il sera d'ailleurs fait souvent mention dans notre discussion de l'opinion de ces auteurs.

Marandon, de Montzel, dans une étude clinique sur les rapports de l'impaludisme et de l'alcoolisme, démontre que le pa-

ludisme a le fâcheux privilège de créer une intolérance cérébrale très marquée aux alcools, et que par suite de cette intolérance, un sujet normalement constitué, s'il boit même modé-
rément, au cours d'une première manifestation aiguë de l'impaludisme est exposé à avoir rapidement le *delirium tremens*.

Pasmakin, de Bulgarie, sur 5412 impaludés, dit avoir rencontré 106 fois des troubles psychiques ; il ajoute ne jamais
avoir observé la manie et il fixe la durée de cette psychose de
4 jours à 3 mois.

Au Congrès de Toulouse, en 1897, MM. Rey et Boinet ont
fait une communication sur les troubldes psychiques dans l'intoxication palustre. Ils ont exposé les résultats des observations qu'ils ont personnellement recueillies au Tonkin, au Brésil, dans les hôpitaux et à l'asile des aliénés de Marseille, où
sont internés les militaires provenant de nos colonies, champ
d'observation, par conséquent, des plus fertiles pour l'étude
des rapports de l'impaludisme avec l'aliénation mentale.

Ils appuient leur opinion sur les cas nombreux qu'ils ont
particulièrement étudiés et dont l'étiologie palustre des troubles intellectuels a pu être nettement établie.

Contrairement à l'opinion des auteurs qui précédemment
s'étaient occupés de cette question, ils ont démontré que l'a-
liénation mentale peut survenir chez les paludéens, en dehors
de toute prédisposition. En raison du milieu dans lequel ils
ont observé, ils ont été amenés à se demander s'il n'y avait
pas lieu d'assimiler ces désordres intellectuels, aux infirmités
contractées en campagne, et de faire bénéficier les militaires
et marins qui en étaient victimes, des avantages d'une réforme
avec pension.

L'année suivante au Congrès de Montpellier, MM. Rey et
Boinet ont cité 57 cas de troubles psychiques survenus chez
des paludéens, et il ressort de leurs recherches que l'intoxication palustre s'accompagne des troubles intellectuels, ayant

surtout un caractère dépressif et d'états délirants, analogues à ceux qu'on voit éclater à la suite de différentes infections.

Pour M. Régis, qui a observé aussi des troubles psychiques d'origine paludéenne, ce qui paraît dominer l'histoire clinique de la psychose malarique, c'est qu'elle offre tous les caractères de délire tonique, à ce point qu'il est difficile de la différencier de l'alcoolisme. M. Chabal, son élève, a soutenu et développé dans sa thèse inaugurale ces dernières idées, et conclut que les délires du paludisme sont les délires toniques, d'où délires oniriques.

Cardamatis, à qui nous avons emprunté en partie notre historique, fait du délire paludéen un délire onirique aussi, mais n'admet point l'existence de troubles psychiques, relevant d'un paludisme datant de longues années.

Enfin, Marandon, de Montzel, dans un article de la *Revue de médecins* de 1903, cite de nombreuses observations de troubles psychiques succédant à l'impaludisme et conclut qu'il n'y a pas une folie malarique, et que le miasme palustre n'est qu'un agent provocateur de troubles intellectuels chez les prédisposés par hérédité ou acquisition.

M. Catrin se demande si le paludisme ne joue pas un rôle étiologique dans la genèse de cet engourdissement cérébral, de ce fatalisme stupide qui s'observent en pays paludéen. Cet état d'esprit ne se rencontre pas seulement chez les Arabes, où des considérations religieuses pourraient l'expliquer, mais il se retrouve chez les Dombistes, les Solognotes, en un mot chez les habitants de toutes les régions qui ont été ou sont encore la proie du paludisme.

Il ressort de ce long exposé qu'un grand nombre de médecins ont observé des troubles intellectuels liés au paludisme ; mais si cette complication ne peut être contestée, il y a lieu encore d'appeler l'attention sur l'importance étiologique de l'infection palustre, de déterminer la nature de ces troubles intellectuels et d'en préciser les caractères.

PSYCHOSES PALUSTRES

Existe-t-il une psychose palustre ?

Nous voyons qu'un grand nombre d'auteurs ont cité des formes mentales et des plus diverses consécutives au palu disme ; il semblerait en résulter que la folie par infection palustre n'offre aucun caractère particulier, qu'elle se manifeste d'une manière différente selon les sujets.

L'observation clinique des troubles intellectuels présentés par les paludéens qui délirent, soit pendant l'accès fébrile, soit pendant la convalescence de l'impaludisme, établit en effet nettement que ces troubles intellectuels ne présentent rien de spécial et que par conséquent il n'y a pas de folie palustre avec une symptomatologie spéciale, comme il y a une folie alcoolique.

Mais s'il n'existe point de forme vésanique malarienne, si toutes les psychoses peuvent survenir à la suite des fièvres intermittentes, il y en a cependant certaines qu'on observe plus fréquemment, et nous dirons avec Berthier que la folie consécutive à la fièvre des marais, se présente le plus souvent sous la forme de la mélancolie et de la stupeur. Il faut ajouter que les formes du délire ne sont pas toujours nettement tranchées et que chez le même malade on peut voir l'agitation alterner avec la stupeur ou le délire hypocondriaque.

D'après Thore, le plus souvent il n'y a qu'un accès de dé

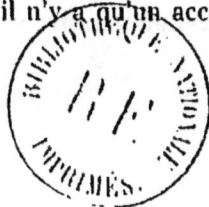

2

lire maniaque a courte durée ; il est violent, est accompagné d'une grande agitation d'hallucinations de la vue et de l'ouïe.

Selon Baillarger, la folie provoquée par les fièvres intermittentes prolongées, dégénère souvent en stupidité et cela parce que les hydropisies sont un des accidents les plus communs des fièvres intermittentes. .

Sébastian, dans son mémoire, ajoute que la notion du délire varie selon la cause qui l'a produite, c'est tantôt la monomanie ambitieuse, érotique ou religieuse, tantôt de la mélancolie.

Sydenham avance que les fièvres intermittentes, celles qui ont duré trop longtemps et surtout les quartes, sont parfois suivies de manie qui dure toute la vie ; Krœpelin n'a rencontré, lui aussi, que des maniaques, et il croit la stupeur propre seulement à la cachexie malarienne. Maniaques étaient les paludéens délirants de Morgagni, d'E'Etmüller, de Borelli ; hypocondriaques ceux de Hoffmann ; déinentes la dame et la petites filles soignées par Frérichs ; maniaques ou stupides ceux de Lemoine et de Chaumié.

Sur les 16 malades de M. Marandon de Montzel, qui étaient des lypémaniaques, 3 furent des maniaques, et 2 ont été frappés d'emblée d'une démence progressive, sans avoir jamais eu ni hallucination, ni conception délirante.

Des recherches de MM. Rey et Boinet, il ressort que les troubles intellectuels apparaissant le plus souvent à la période de déclin des manifestations palustres, affectent de préférence la forme mélancolique avec idées de persécution, troubles sensoriels ; d'autres fois, c'est un état de stupeur, dans les cas les plus légers c'est un état de dépression mélancolique simple.

Pour M. Régis, les troubles intellectuels de l'impaludisme étaient dus à une intoxication présentant tous les caractères des délires toxiques et rentrent par conséquent dans le groupe des délires oniriques.

L'intoxication palustre ne s'accompagne pas seulement d'états vésaniques simples, elle provoque aussi des accidents cérébraux et médullaires offrant tous les caractères de la paralysie générale, M. Rey en a observé un cas au Brésil chez une femme qui avait contracté des accès pernicieux dans la région des Amazones, et qui quelques mois après, fut prise de troubles intellectuels et de troubles de la motilité et de la parole ; la médication quinique à haute dose et l'hydrothérapie amenèrent assez rapidement la disparition de tous ces désordres.

Nous donnons une seconde observation, communiquée par M. Rey, ayant offert tous les symptômes de la paralysie générale : le sujet a succombé après avoir présenté toutes les phases de cette maladie.

Berthier dit qu'en consultant les registres de l'asile d'Auxerre, il y a découvert la mention d'un cas de paralysie générale consécutive à des fièvres périodiques, et dont l'autopsie ne révélait en aucune façon les lésions matérielles propres à ce genre d'affections.

Bard (de Beaune), a publié une observation de paralysie générale consécutive à une fièvre double tierce et quinze jours après la fin des accès fébriles, les forces du malade diminuèrent, il survint de la parésie des membres inférieurs, puis des membres supérieurs, de l'hésitation et de la lenteur de la parole, du bégayement, de la demi-démence et de la stupeur. Le malade finit par guérir.

Lemoine rapporte un cas de paralysie générale, et affirme que si elle n'a pas été constatée plus souvent, c'est parce qu'elle n'a pas été cherchée.

Dans la plupart des cas il s'agit de pseudo-paralysie générale se terminant par la guérison. Cependant la seconde observation de M. Rey semble indiquer que la paralysie générale vraie peut être la conséquence de l'infection palustre.

L'examen des différentes opinions et nos observations personnelles ne permettent pas de conclure à l'existence d'une forme de folie spéciale au paludisme qui puisse prendre place dans le cadre nosologique. On ne peut nier cependant qu'il n'existe des symptômes analogues et une physionomie commune parmi les malades observés.

En tout cas il y a lieu de distinguer et il est possible d'établir une différence entre les troubles psychiques tenant aux manifestations aiguës de l'impaludisme, c'est-à-dire pendant l'accès, et les troubles psychiques survenant dans la période apyrétique.

TROUBLES PSYCHIQUES PENDANT L'ACCÈS FÉBRILE

Ils consistent surtout en des délires passagers, liés à l'accès ou à l'exacerbation fébrile palustre, et disparaissent souvent avec eux. Ils sont habituellement caractérisés par des hallucinations auditives, plus souvent visuelles, terrifiantes, donnant lieu à des interprétations délirantes, laissant croire à ces paludéens qu'ils sont poursuivis par des ennemis imaginaires. Il en résulte des terreurs profondes avec mouvements de fuite, de défense, d'attaque, de lutte pour la conservation de l'existence. Ces troubles délirants souvent nocturnes, s'accompagnent fréquemment d'inconscience et d'oubli des actes accomplis.

M. le professeur Boinet, qui a observé au Tonkin, cite comme exemple de délire pendant l'accès simple, le cas d'un médecin sans antécédent morbide, non alcoolique, non syphilitique, qui contracte, deux mois après son arrivée au Tonkin, des accès de fièvre intermittente. Après le frisson, pendant la période de chaleur et de sueur, il prend son boy pour un pirate qui vient le tuer, saisit un révolver pour se défendre et

cherche à fuir. Dans un autre accès, le même médecin se dé-
battait, en pensant que les infirmiers annamites qui l'entou-
raient, étaient des pirates qui s'apprêtaient à lui couper le
cou. La lutte était d'autant plus forte qu'il se rappelait les dé-
tails d'une décapitation qu'il avait vue l'avant-veille.

Pendant la première expédition de Cochinchine, en 1862,
Libermann et Didiot ont constaté des accès délirants dans lesquels les paludéens se croyaient poursuivis par des ennemis
imaginaires, se jetaient par la fenêtre, se précipitaient dans
une rivière. Ils signalent que les préoccupations régnantes qui
sont si nombreuses en campagne, formaient le substratum,
le thème de toutes les interprétations délirantes. Quelquefois
le délire est bruyant, furieux, agressif, mais il s'exprime beaucoup plus par des paroles que par des actes ; les malades par-
lent, bavardent d'une façon incessante et décousue, parfois
même ils cherchent à sortir de leur lit. Souvent le délire fait
explosion au milieu de la nuit, dans les conditions d'obscurité
et de pénombre qui semblent si favorables au développement
des hallucinations. Le malade est entraîné aux actes les plus
graves, et pour des motifs futiles (1). L'un se tue d'un coup de
révolver pour montrer qu'il ne manquait pas de courage.
Deux disciplinaires se pendent, parce qu'on leur supprime le
vin de quinquina, dont ils faisaient commerce ; trois autres
se noient pour des raisons insignifiantes. L'un d'eux va soulever le couvercle d'un puits et se jette dans l'eau.

Le délire fébrile palustre, écrit le docteur Souty, est un délire de rêve : « un fiévreux est couché, vous vous approchez de
» lui, vous lui parlez doucement, et il ne vous répond pas,
» secouez-le, parlez-lui brusquement, il se retourne étonné,
» un peu hébété, comme tout individu qui se réveille, il vous
» parle et vous reconnaît. »

_____

(1) Boinet

Le délire paludéen, ajoute-t-il, est souvent un délire professionnel ; « les tirailleurs indigènes que j'ai vus dans leur délire » se levaient presque tous, réclamant leurs fusils, leurs baïonnettes, pour se précipiter sur l'ennemi, le Fahavalo, qu'ils combattaient tous les jours. »

Le délire de l'accès paludique peut être plus intense encore et revêtir le type du délire aigu avec tout son tableau symptomatique de cris, d'actes désordonnés, de violences, d'agitation terrible ; il se termine alors par la mort dans la convulsion et le coma.

La marche, la durée et la terminaison des psychoses survenant au cours de l'accès, sont essentiellement variables, suivant que l'on se trouve en présence d'un sujet porteur ou non de tares héréditaires et personnelles. Certains auteurs ont soutenu qu'il était absolument nécessaire que les malades qui déliraient pendant cette période fébrile fussent toujours entachés d'hérédité ou de dégénérescence. C'est là une opinion trop absolue, nous admettons avec M. Rey, que l'aliénation mentale peut survenir chez les paludéens en dehors de toute prédisposition, et le plus grand nombre de ceux que nous avons observés, n'avaient aucun antécédent morbide.

Chez le non prédisposé, le délire de la période aiguë de l'infection tend à s'atténuer, ou même à disparaître avec la cause. Il peut naître tout à fait au début de l'accès, plus souvent, il éclate en plein accès ; la durée en est courte, et les troubles mentaux disparaissent avec la fièvre. La guérison est la règle.

L'impaludisme peut n'être que la cause déterminante des troubles intellectuels, qui ne cesseront pas avec la fièvre et qui pourront affecter une forme chronique d'emblée ou évoluer vers la chronicité. C'est dans ces cas que l'infection palustre entraîne plus particulièrement des états maniaques avec excitation et prédominance du délire ambitieux, alternant avec des périodes de dépression.

TROUBLES PSYCHIQUES APYRÉTIQUES

Les troubles intellectuels qui surviennent après les accès dans le paludisme encore de fraîche date, sont ceux qui ont surtout attiré l'attention, et qui ont inspiré presque tous les travaux publiés jusqu'à ce jour. La folie post-fébrile est connue depuis longtemps et les médecins du XVIIIe siècle, imbus des théories humorales, la faisaient dépendre d'une guérison incomplète ; la fièvre n'avait pas été suffisamment « délayée » et la matière morbide restant, s'était fixée sur le cerveau.

L'impaludisme rentre en effet dans la loi commune, qui veut que toutes les pyrexies puissent dans certains cas laisser à leur suite les désordres cérébraux. Chez les uns ces psychoses post-fébriles ne sont qu'une continuation du délire éclos pendant l'accès : mais ce délire se transforme et perd sa physionomie première pour prendre un caractère beaucoup plus net.

Chez d'autres elles se manifestent pour la première fois, soit à la chute de la fièvre, soit lorsque tout symptôme grave de la maladie infectieuse, est apaisé, lorsque le malade entre en convalescence. On rencontre ce délire d'origine palustre, surtout à la suite de la fièvre intermittente, soit légère, soit grave, moins souvent dans la fièvre continue ou rémittente, plus rarement au cours de la cachexie palustre. La forme de ces psychoses présente une plus grande variété d'aspects cliniques, qui les différencient bien des psychoses fébriles, qui ont une symptomatologie relativement uniforme. (Elles consistent parfois dans quelques idées fixes, qui comme un fragment détachè d'un rêve, ont persisté à la suite du délire général. Ce délire partiel fragmenté, est une sorte de folie ébauchée, transition naturelle entre le simple affaiblissement de l'intelligence, qui accompagne la faiblesse générale de la convalescence et la folie véritable complète qui peut revêtir toutes les formes).

La stupeur serait, d'après Sébastian, la forme la plus communément observée à la suite des accès ; il nous montre ses malades restant des journées entières sans remuer, dans une attitude indifférente. Cette phase de stupidité absolue ne dure guère et fait bientôt place à de la tristesse vague et anxieuse. C'est cette demi-stupeur se rapprochant de la lypémanie, qu'a observé Baillarger.

La forme dépressive est pour ainsi dire la forme de choix des psychoses post-fébriles. Le plus souvent c'est la stupeur, l'hébétude, la débilité mentale, le délire mélancolique, la lypémanie avec idées de persécution et troubles sensoriels. Dans les cas les plus légers, c'est un état de dépression mélancolique simple. La mélancolie hypocondriaque avec tendance au suicide n'est pas rare. Ces psychoses post-fébriles ont une durée très longue, quelquefois avec des périodes de rémission passagère. L'amélioration se produit assez souvent avec l'état général, sous l'effet d'un régime tonique, réparateur et de l'hydrothérapie

Parfois ces troubles intellectuels évoluent vers la chronicité et la démence.

DIAGNOSTIC

Il est assez difficile de distinguer les psychoses du paludisme chronique non liées à des accès, des folies pures ou vésanies. Il s'agit en effet de troubles intellectuels durables à délire variable, polymorphes, reconnaissables parfois à leur forme habituellement dépressive, anxieuse, au fond d'asthénie physique et psychique. Les renseignements sur les antécédents pathologiques héréditaires seront ici d'une incontestable utilité pour établir un diagnostic différentiel, car on arrivera à ce résultat, non pas par le seul examen mental, mais par l'étude des symptômes concomitants et par la connaissance des prédispositions individuelles.

M. Chabal, qui ne voit dans les troubles psychiques d'origine paludéenne que des délires oniriques, estime qu'on peut établir leur diagnostic des vésanies, sur les seuls caractères du délire.

«Le délire palustre à forme tranquille ou agitée, dit-il, n'est
» jamais de la folie parce qu'il est un rêve, et se conduit com-
» me tel, ce qui établit entre lui et la folie une différence es-
» sentielle. »

Avec M. Marandon, de Montzel, nous estimons que l'opinion de M. Chabal ne trouverait son application que pour les délires éclatant au cours de l'accès sans évolutions chroniques ; elle ne peut en aucune façon expliquer les troubles intellectuels de longue durée, susceptibles même de devenir incurables, qui se manifestent en dehors de celui-ci. Les délires oniriques sont des délires toxiques, or, les délires toxiques sont toujours éphémères, ils guérissent ou ils tuent en quelques jours, et la chronicité leur est inconnue.

L'erreur serait plus facile avec le délire fébrile et une autre maladie infectieuse. Il est rare cependant que lorsque le délire éclate, la maladie commencée depuis quelque temps déjà n'ait pas établi son diagnostic ; cependant si les antécédents sont inconnus, la chose est possible et peut être fréquente en pays à malaria, la symptomatologie étant à peu près la même.

Pour le délire traumatique, il ne saurait y avoir une sérieuse difficulté. L'entourage du malade ne manquera pas de signaler au médecin l'accident arrivé, et si le délire éclate, celui-ci saura lui assigner une origine véritable.

Un diagnostic plus difficile consiste à différencier les psychoses paludiques des psychoses alcooliques, surtout lorsqu'on n'est pas certain de la sobriété du sujet. Quelques particularités pourront aider cependant à résoudre le problème : le délire alcoolique se manifestera brusquement et sans aucune dépression physique, la crise de délire paludique suivra ordinairement les manifestations aiguës dont l'organisme est l'objet. Elle est précédée d'une céphalée très vive, caractéristique, qui persiste pendant toute sa durée, et souvent même après. Elle se retrouvera dans d'autres accès, et cessera en général avec la disparition de l'intoxication plus longue ici ; les troubles moteurs sont aussi moins accusés.

L'examen de la rate, du foie, des urines, peut enfin fournir d'utiles indications, et dans les accès aigus, la recherche de l'hématozoaire, est souvent positive. En outre, le délire paludéen est habituellement comme toutes les manifestations paludiques, favorablement influencé par la quinine. Chez un certain nombre de malades, il existe simultanément du paludisme et de l'alcoolisme. Le diagnostic différentiel se complique d'autant plus dans ce cas, que les deux facteurs peuvent être en cause. Comme le signale M. Marandon de Montzel, le paludisme crée une intolérance cérébrale absolue pour les alcools. En conséquence, il importe de se méfier grandement d'un délire qui chez un paludéen, revêt la symptomatologie du délire alcoolique. Il faut essayer alors de déterminer à la fois par les antécédents et par l'ensemble des manifestations morbides, lequel des deux a pu exercer sur le délire une action prépondérante.

OBSERVATIONS

Avec nos observations personnelles, nous reproduisons quelques faits recueillis dans les auteurs qui ont traité cette même question.

OBSERVATION PREMIÈRE

(Personnelle)

P... Etienne, soldat au 6ᵉ régiment d'infanterie coloniale, âgé de 34 ans, entré à l'asile de Marseille le 9 octobre 1904.

Antécédents pathologiques. — Il n'existe aucune hérédité vésanique dans la famille. La mère est décédée à l'âge de 66 ans de broncho-pneumonie ; son père a 75 ans ; il est bien portant ; rien chez les collatéraux ; deux frères et une sœur plus âgés que lui, jouissant d'une parfaite santé.

Comme antécédents personnels, nous relevons la rougeole pendant l'enfance. P... n'accuse aucune habitude alcoolique, n'est pas syphilitique, ne présente aucun stigmate d'hystérie ni de dégénérescence. Une enquête faite par la gendarmerie confirme ces renseignements.

P... est allé à l'école de 8 à 11 ans, et s'est occupé aux travaux de la campagne jusqu'à 21 ans. Il accomplit comme appelé trois ans de service dans la métropole. Rengagé au 6ᵉ d'infanterie coloniale, il est envoyé au Tonkin, où il reste jusqu'en décembre 1899. Pendant ce premier séjour dans la colonie, il a des accès de fièvre palustre à forme intermittente et irrégulière, mais qui ne motivent point l'admission à l'hôpital. Rentré en France, il quitte le régiment, où sa conduite fut toujours bonne, et se retire auprès de ses parents; il continue à avoir quelques accès espacés.

En 1902, P..., dont les parents sont peu fortunés, rengage pour avoir une retraite un jour et est renvoyé au Tonkin, à Cachouan, où les exigences du service deviennent plus dures, il y a de fréquentes sorties.

Les accès de fièvre augmentent en nombre et en intensité, et P..., pendant un accès, abandonne son poste et erre pendant trente-six heures dans les environs. Il est retrouvé, délirant complètement, et conduit à l'hôpital d'Hanoï. Il fait là un séjour de deux mois, suit un traitement à la quinine par voie hypodermique et est évacué en France, en septembre 1904, pour troubles cérébraux.

Pendant les quinze premiers jours que P... passe à l'hôpital militaire de Marseille, le médecin traitant n'observe aucune conception délirante; le malade s'isole, est taciturne et accuse des bourdonnements dans les oreilles.

Le 5 octobre, après un accès de fièvre, M. le médecin principal Mercier constate que P... a été pris de crampes dans les membres inférieurs avec délire hallucinatoire de la vue et de l'ouïe et désordre complet des facultés mentales; il est impossible de fixer son attention. P... est envoyé le 9 octobre à l'asile Saint-Pierre; son état physique est peu satisfaisant, il est amaigri, marche difficilement, présente de la parésie des membres inférieurs avec légère exagération des réflexes rotuliens. L'auscultation ne révèle rien de particulier ni au cœur ni aux poumons. Rien d'anormal au foie et à la rate.

Le malade répond assez bien à nos questions; il a de l'amnésie des faits récents; à des crises de rire non motivées succèdent des pleurs; il siffle, a des hallucinations de la vue, voit des choses qu'il est incapable de définir, paraît anxieux, les pupilles sont dilatées, son pouls bat 80 et la température est normale.

P... entre à l'infirmerie où il reçoit un régime fortifiant, et, comme prescription pharmaceutique, de l'arsenic sous forme de liqueur de Fowler. Les jours suivants, les différents troubles psychiques paraissent s'amender, son état physique s'améliore, il marche facilement et peut alors nous fournir quelques renseignements sur ses antécédents.

25 novembre. — P... est pris subitement d'un accès de fièvre avec les trois stades caractéristiques; sa température atteint 40 degrés; la langue est saburrale. A la suite de cet accès, son état mental, qui paraissait sensiblement amélioré, s'aggrave; le malade semble étranger à tout ce qui se passe autour de lui; il parle peu, ne répond qu'avec lenteur et difficulté, se cache dans les draps lorsque nous nous approchons de lui; de nouveau des crises de rire non motivé apparaissent et des hallucinations visuelles l'obsèdent. On lui administre de la quinine. La nuit est agitée et le lendemain, à la visite, P... est immobile avec mutisme presque absolu.

Il conserve assez longtemps les attitudes qu'on lui communique; la sensibilité paraît diminuée; le pouls est lent et la constipation absolue.

Cet état de stupeur mélancolique dure quelques jours, et, le 11 décembre, il paraissait fortement atténué, lorsqu'un nouvel accès de fièvre survient et fait éclore les mêmes conceptions délirantes avec cependant une dépression plus forte.

Le malade s'imagine être affecté d'une maladie grave; il a maigri rapidement, ses jambes ne peuvent plus le soutenir, il a perdu sa situation, etc.

Au début de cet accès et avant l'administration de la quinine, nous avons prélevé du sang et nous avons pu constater l'hématozoaire de Laveran sous la forme de corps en croissant.

Le 26 décembre, nouvel accès; aucun changement dans son état mental. Malgré un traitement classique, les accès de fièvre se reproduisent chez P. environ deux fois par mois jusqu'en avril 1905.

Après chaque accès, les symptômes psychiques redoublent pour diminuer ensuite progressivement, en laissant après eux un certain état d'obnubilation intellectuelle.

La commission de réforme, qui l'examine fin mai, constate que notre malade est fortement amélioré, ne présentant plus aucun signe somatique de paludisme, et conclut à une réforme numéro 1 avec pension.

P... paraissait en effet très bien au point de vue mental et physique, lorsque, le 20 juin, à la contre-visite, nous le trouvons couché dans son lit, venant de subir un nouvel accès de fièvre; il présente des hallucinations visuelles et auditives; il voit un de ses camarades le suivre constamment et qui veut se coucher dans son lit. Cet état dure deux jours, après quoi P... reprend ses occupations habituelles et ne garde aucun souvenir de ce qui s'est passé.

Etat actuel. — L'état physique de P.. est satisfaisant; les troubles digestifs qui accompagnaient les accès ont disparu, les conceptions délirantes n'existent plus, et P... quittera l'asile dès que sa situation avec l'administration militaire sera régularisée.

OBSERVATION II

(Personnelle)

K., Jean, sujet polonais, âgé de 25 ans, soldat au 2ᵉ régiment étranger, entré à l'asile de Marseille le 2 juin 1904.

Aucun antécédent héréditaire particulier; six frères se portant bien ; nie tout alcoolisme, toute syphilis, ne présente aucun stigmate de dégénérescence, n'a eu aucun trouble nerveux avant son service militaire. S'engage en février 1899 et est envoyé en Algérie. Au régiment, sa conduite fut toujours bonne. Après un séjour de six mois en Afrique, il part pour le Tonkin, à Hagiang, où il subit les premières atteintes du paludisme. Il fait un séjour de trois mois à l'hôpital. Traité par la quinine, il guérit des fièvres et est rapatrié à la fin de son congé.

K... rengage en 1903, retourne en Algérie dans l'extrême Sud ; il est de nouveau en proie aux accès palustres, et, le 14 avril 1904, à la suite d'un accès, il disparaît du camp de Ben-Zir ; il est retrouvé le 16, rôdant aux environs, en plein délire et très surexcité.

Envoyé à l'hôpital d'Oran, le médecin militaire constate chez notre malade du délire continu à idées fixes, des hallucinations de la vue et de l'ouïe, avec amnésie totale.

K... arrive à l'asile le 2 juin 1904, il a le teint pâle, le front plissé, les yeux hagards et méfiants, se tient à l'écart, paraît soucieux, sa physionomie dénote une profonde hébétude, sa mémoire paraît complètement abolie. Il ignore s'il est soldat, ne sait d'où il vient ni où il est, cause à voix basse, semble avoir des hallucinations de l'ouïe, fait des réponses brèves et incohérentes.

Le 16 juin 1904, K... qui depuis quelques jours accusait de la céphalalgie avec des troubles gastriques, passe à l'infirmerie et est pris d'un violent accès de fièvre. Il réclame à boire, se jette sur un servant, qui hésitait à lui donner ce qu'il réclamait, le terrasse, et quatre hommes sont nécessaires pour le maintenir. Il profère des menaces à l'adresse des médecins, déchire ses draps, et menace quiconque s'approche de son lit.

Pendant les quelques moments d'accalmie il parle à sa fiancée qu'il croit auprès de lui, et pense se trouver dans le train que l'amènera à Modane où sont les parents de cette dernière.

Les accès de paludisme toujours suivis de crises furieuses, se reproduisent presque tous les dix jours jusqu'au milieu d'août,

A la suite du traitement, l'état physique de notre malade s'améliore, les accès s'espacent, et à dater du 15 août, nous n'avons plus l'occasion d'en constater. K... change dès lors son attitude, il devient plus sociable, répond assez bien à nos questions, et nous constatons qu'il est doué d'une intelligence vive associée à une bonne éducation. Il paraît animé des meilleurs sentiments, se rappelle très bien l'objet de ses hallucinations. Sa sortie lui est accordée le 16 octobre 1904.

OBSERVATION III

(Personnelle)

C... Joseph, âgé de 27 ans, sergent-fourrier au 2ᵉ régiment de marine.

Pas d'hérédité vésanique, aucun antécédent pathologique intéressant, a fait de bonnes études au Lycée, s'engage en 1895, désirant faire sa carrière dans l'armée. S'est toujours très bien conduit au régiment, les notes de service sont très flatteuses à son égard. De février 1898 à mai 1903, il fait différentes campagnes : en Nouvelle-Calédonie, à Taïti et à Madagascar.

C'est sur la côte orientale de cette dernière colonie qu'il reçut les premières atteintes du paludisme. Nous ne possédons aucun renseignement précis sur l'évolution de la maladie dans ce pays. C... est rapatrié en France pour troubles mentaux. M. le médecin-principal Mercier, de l'hôpital militaire de Marseille, dans son rapport pour l'admission à l'asile Saint-Pierre, dit : « C... est pâle, amaigri, a le teint cachectique. Pendant les jours qui suivirent son entrée dans notre service, il présenta des signes

de paludisme qui furent traités avec succès par la quinine.
Calme et docile, raisonnable en apparence, écrivant à sa famille
des lettres aussi correctes dans la forme que dans le fond, pos-
sédant une bonne mémoire, doué d'une intelligence assez vive,
le sergent C... après des moments de lucidité parfaite, devient
loquace et incohérent. Bruyant, appelant l'attention des personnes voisines, commandant l'exercice, criant, réclamant sans
cesse sa liberté. Les infirmiers constatèrent que son état d'agitation se présentait surtout dans la soirée, et qu'il cessait dès que
ce malade avait eu une crise de sueur abondante. Sous l'influence du repos, d'un bon régime et de la quinine, la santé de ce
sous-officier devint manifestement meilleure ; l'état mental sem-
blait s'amender parallèle à l'état physique. Il nous semble
qu'on pouvait essayer de donner au sergent C... un peu de
liberté dans l'hôpital, mais on fut obligé de l'enfermer de nouveau ; il cherchait à s'évader, abordait les personnes qui pas-
saient dans la cour, leur tenant des propos incohérents. En raison des services, des campagnes de ce sous-officier, de l'influence que le paludisme avait sur son état mental, nous avons
patienté, espérant pouvoir le faire conduire dans sa famille qui
le réclame, mais C... fait un tel vacarne, qu'il révolutionne
l'établissement, empêchant le repos des malades. Il est donc
nécessaire de l'interner. »

C... arrive à l'asile le 7 août 1903, il est très loquace, devient
immédiatement familier avec nous, répond à nos questions rai-
sonnablement et avec empressement, est étonné de la mesure
que l'on prend à son égard. Emotif, il rit et pleure tour à
tour, présente de la mobilité dans ses idées.

· Son état physique est bon, on ne découvre rien à l'auscultation du cœur et des poumons, le volume de la rate ne présente
rien d'anormal.

Les jours suivants C... devient turbulent, agace ses camarades, leur posant des questions à tort et à travers.

15 août. — C... a un accès de fièvre et passe à la première infirmerie. Les troubles psychiques augmentent, il cause seul et sans discontinuer, son attention est difficilement fixée, il prend des attitudes provocantes ; ses actes sont désordonnés comme ses idées. Il chante des chansons obscènes. Quelques idées de grandeur apparaissent.

2 septembre. — C...., dont l'excitation a diminué, passe au premier quartier et une amélioration notable se produit.

20 septembre. — Nouvel accès avec exacerbation des mêmes symptômes.

8 octobre. — Nouvel accès, même délire

11 décembre. — Le docteur Maunier établit un certificat de situation, constatant que C... est atteint d'excitation intermittente paludéenne ; les accès se succèdent ainsi à 10 ou 12 jours d'intervalle.

En janvier, un changement se produit chez le malade, il devient plus raisonnable, moins incohérent, s'occupe dans le quartier.

Il est transféré à l'asile de Quimper le 1er février 1904.

OBSERVATION IV

(Personnelle)

P... Emile, 25 ans, soldat au 4e régiment d'infanterie coloniale.

Est amené à l'asile Saint-Pierre le 26 décembre 1904.

Antécédents héréditaires nuls.

Antécédents pathologiques personnels : rhumatisme articulaire aigu ; aucun signe d'alcoolisme, pas de syphilis.

Il résulte des renseignements donnés par l'hôpital militaire d'Oran, que la maladie est consécutive à trois attaques de paludisme, qu'elle paraît accidentelle ; elle date des premiers jours de septembre, était alors caractérisée par un certain degré de torpeur cérébrale ; le malade était indifférent pour tout ce qui l'entourait, conservant un mutisme complet. Il existait encore chez lui des signes de délire de persécution, crainte d'empoisonnement, refus des aliments qu'il n'accepte qu'après qu'on y a goûté.

A son arrivée à l'asile Saint-Pierre, P... est toujours muet, il a la physionomie d'un mélancolique, est immobile, hésite à s'approcher de nous, préfère se tenir à l'écart, fait des gestes qui paraissent exprimer l'angoisse, répond par signes quelquefois à nos questions. Sa santé est bonne, on ne découvre rien à l'auscultation du cœur et des poumons.

8 janvier. — P... est toujours affaissé, nous donne une lettre dans laquelle il nous dit qu'on veut l'empoisonner, le faire mourir, et qu'il en a fini avec la vie.

11 janvier. — P... qui tousse depuis la veille, est envoyé à l'infirmerie, il présente des signes de bronchite aiguë avec température. Pendant l'évolution de cette affection, P... commence à articuler quelques mots, et son aphasie disparaît bientôt complètement.

20 janvier. — P... a un léger accès de fièvre qui dure quelques heures, il redevient taciturne, reste isolé, refuse de prendre les prescriptions ordonnées doutant de leur origine.

5 février. — L'état mental de P... s'améliore, ce malade travaille dans le quartier, et en raison de ses aptitudes artistiques, il est amené dans la salle de théâtre de l'asile où il prend bientôt part aux répétitions.

Cette amélioration continue et le 23 mars son certificat de sortie est signé. Des mesures administratives font retarder son départ, et nous devons à cette coïncidence d'assister au commen-

cement d'avril, à un accès de fièvre avec les trois stades caractéristiques. Le lendemain P... est dans un état de dépression profonde, il est triste, parle peu, et a de nouveau la physionomie du
mélancolique. Cet état se prolonge pendant huit jours, et l'amélioration se produisant graduellement, il est renvoyé dans ses
foyers le 20 mai.

Nous nous trouvons ici en présence d'un état mélancolique,
occasionné sans aucun doute par l'infection paludéenne, comme
l'indique M. le médecin-major Roy, dans le certificat d'origine
qui est des plus affirmatifs : « La maladie est apparue après le
troisième accès de fièvre palustre...

Les centres nerveux ont été impressionnés par l'infection
paludéenne d'une manière durable... »

OBSERVATION V

(Personnelle)

S..., célibataire, soldat au 2ᵉ étranger, 22 ans, entré le 21 août
1903, à l'asile de Marseille. Aucun antécédent héréditaire, aucun
stigmate de dégénérescence. Instruction primaire. Engagé volontaire le 30 octobre 1900, est envoyé en Algérie où il reste
jusqu'en 1902. Sa conduite ne donne lieu à aucun reproche, les
renseignements de ses chefs sont excellents, et, en septembre
1902, est envoyé à Madagascar. Après un séjour de six mois,
il est admis à l'hôpital de Majunga pour fièvre palustre à forme
quotidienne. Quelques jours après son admission, il est atteint,
nous disent les certificats d'origine, de mélancolie aiguë, re-
pousse tous les aliments dans la crainte d'être empoisonné. Il
ne mangeait qu'après que la sœur de la salle eût goûté à ses
aliments.

« La première manifestation de cet état s'est produite le 28 février, au déclin d'un accès de fièvre (39°8 signale M. le médecin-major Vinas), la seconde a eu lieu le 4 mars. ».

Le 14 avril 1903, ce malade est rapatrié de Madagascar et admis à l'hôpital de Marseille, où il est tranquille les deux premiers jours. Il est ensuite pris le matin, vers onze heures, subitement d'agitation avec délire incohérent, brise une table de nuit, cherche à frapper les autres. On est obligé de lui mettre la camisole de force ; il ne cesse de crier ; le lendemain, après une crise de larmes, il retombe dans le mutisme et l'indifférence.

A son entrée à l'asile, le docteur Maunier délivre le certificat suivant : « Est atteint de mélancolie aiguë, parle peu. »

Son état physique est loin d'être parfait, il est pâle et amaigri ; on note de l'hypertrophie de la rate.

S... répond très lentement, mémoire affaiblie, physionomie sans expression, dit qu'on veut l'empoisonner, pleure, tient la tête constamment baissée.

Pendant quelques jours, ce malade refuse toute alimentation. On arrive enfin à vaincre sa résistance, et sous l'influence du traitement : sulfate de quinine, vin de quinquina, hydrothérapie, la santé physique se rétablit. Au bout de quelques mois, les troubles intellectuels disparaissent, et, le 6 novembre 1903, son état est assez amélioré pour qu'il puisse être rendu à sa famille qui le réclame.

Observation VI

(Personnelle)

H... Jean, 29 ans, pays annexés, célibataire, caporal au 2ᵉ étranger. Entré à l'asile Saint-Pierre le 26 mars 1902. Pas de stigmates de dégénérescence ; est indemne de syphilis et d'al-

coolisme. Son père et sa mère se portent bien ; deux frères
jouissant d'une parfaite santé. H..., après avoir fait un séjour
de 20 mois à Madagascar, a été évacué de Diégo-Suarez sur
la France, pour les motifs suivants : « Troubles mentaux et
anémie palustre. »

H..., après 46 jours de traitement à l'infirmerie d'Ambre,
pour fièvre palustre, fut atteint du délire de la persécution.

Demande à être traduit devant un conseil de guerre parce
qu'il a volé la compagnie, est un criminel, a tué son père.

Placé en observation, le médecin, après avoir reconnu la
réalité des troubles mentaux, délivre un certificat d'origine de
la maladie, dont les conclusions sont :

« ... Nous estimons que cette affection a été causée par les
fièvres palustres qui sont endémiques dans ce poste. »

A son entrée à l'asile, H... est calme et tranquille. Il est pâle,
faible, amaigri, a l'air triste et préoccupé, est taciturne, parle
le plus souvent à voix basse et les yeux baissés. Les jours suivants, H... ne veut pas qu'on le soigne, refuse de s'alimenter,
sous prétexte que les aliments sont destinés à d'autres malades
auxquels il demande qu'on les offre, pensant qu'ils en ont plus
besoin que lui. Hallucination de l'ouïe. Le malade entend des
voix qui lui reprochent sa conduite et l'accusent d'être un misé-
rable. Il a des idées de suicide, et une surveillance très atten-
tive doit être exercée auprès de lui. Cet état se prolonge durant
les premiers mois. Toutefois, sa santé physique se rétablit
progressivement, mais les hallucinations persistent ainsi que
les conceptions délirantes lypémaniaques.

Au moment de son transfèrement, on constate que le délire a
diminué, mais il existe un affaiblissement intellectuel considérable.

Observation VII

Due à l'obligeance de M. Rey (Résumée.)

M... Charles, lieutenant, 36 ans, entré à l'asile le 30 avril 1893. Pas d'antécédents héréditaires. Ne porte aucune trace de syphilis, n'est pas alcoolique. Fièvre muqueuse à 8 ans; n'a jamais eu aucune autre maladie jusqu'en 1888, époque à laquelle il est allé au Tonkin où il est demeuré deux ans. A eu plusieurs accès de fièvre palustre qui ont nécessité son entrée à l'hôpital M... eut à supporter en même temps les grandes fatigues physiques et intellectuelles qu'amena la responsabilité de l'accomplissement du devoir dans des circonstances difficiles.

Rentré en France en 1890, on constate chez M... un changement dans son caractère; il est irritable, désordonné dans son travail. Est interné le 30 avril 1893 et on constate chez lui de l'embarras de la parole, de l'inégalité pupillaire, du tremblement des extrémités. Les facultés intellectuelles sont profondément affaiblies; il existe des idées de satisfaction, de richesses.

Pendant son séjour à l'asile, les symptômes physiques s'accentuent et les idées ambitieuses apparaissent.. En février 1894, M... s'alite, des escharres occupent la région sacrée. Mort le 16 mars 1894.

L'intoxication palustre s'était manifestée à l'asile même par un retour des accès.

OBSERVATION VIII

C... Ch., 23 ans, soldat au 200ᵉ de ligne à Madagascar. Rapatrié de Madagascar le 20 mai 1896, où il a eu les fièvres intermittentes avec troubles mentaux consécutifs.

A son entrée, C... présente une grande dépression psychique ; il ne peut raconter ce qui lui est arrivé et répond d'une façon très imparfaite. La mémoire paraît être très affaiblie. Obnubilation et incohérence dans les idées. Hallucinations de l'ouïe ; il entend dire qu'on a tué ses parents et qu'on veut le faire disparaître. Insomnie sans agitation.

C..., qui a eu de nombreux accès de fièvre à Madagascar, n'en a jamais présenté depuis son entrée. Faible et anémié, il engraisse rapidement, mais son état mental ne subit aucune amélioration ; toujours même état dépressif, avec affaiblissement des facultés mentales. L'emploi du sulfate de quinine, de l'hydrothérapie ne produit pas de sérieuse amélioration.

OBSERVATION IX

P... (Ph.) vient de passer cinq mois à Madagascar. Il a été traité à l'hôpital d'Andevorante et de Tamatave pour paludisme. Il est arrivé à Marseille le 24 octobre, après n'avoir présenté pendant la traversée aucun symptôme d'aliénation mentale. C'est au moment du débarquement qu'il a commencé à montrer de la surexcitation cérébrale, à la suite d'un accès fébrile. Envoyé immédiatement à l'hôpital militaire, il a dû être mis dans un cabinet d'isolement, où il n'a cessé, pendant quarante-huit heures, de crier, de gesticuler, de s'agiter de toutes façons, déchirant ses effets et refusant toute nourriture. Il a fallu lui mettre la camisole. Plusieurs injections successives de morphine l'ont rendu plus calme, et il a consenti à s'alimenter. Deux grammes de chlorhydrate de quinine ont été aussi administrés par la voie hypodermique le 25 et le 26 octobre, mais n'ont guère paru modifier son état. Aujourd'hui 27, il recommence à être presque aussi agité qu'au moment de son entrée. On se décide, vu la continuité de l'agitation, à l'envoyer à l'asile.

Nous constatons, à son entrée, une grande agitation avec désordre dans les idées et dans les actes. Le malade chante à pleine voix des chansons patriotiques; il répond néanmoins aux questions qu'on lui pose, mais son attention est difficilement fixée.

La température est de 39°; le pouls est à 90 pulsations.

Le malade, surveillé, couche à l'infirmerie; on lui administre un lavement purgatif. A la contre-visite, l'agitation semble avoir diminué. Injection de 0,01 centigramme de chlorhydrate de morphine. Nuit assez bonne.

Le lendemain, nouvel accès de fièvre caractéristique. Pendant l'accès, mêmes phénomènes qu'à l'entrée. Bain tiède de deux heures. Extrait de quinquina en potion.

Les jours suivants, P... (Ph.) présente toujours de l'agitation. Sulfate de quinine et vin de quinquina. Amélioration dans son état, les accès fébriles diminuent de fréquence. Un mois après son entrée, le malade peut être considéré comme guéri. Sa famille demande la sortie, qui est accordée.

Observation X

(M. Rey.)

S..., 23 ans, du régiment étranger, a eu des accès pernicieux au Tonkin, qui ont été suivis d'affaiblissement intellectuel considérable, d'hébétude, de mutisme. Parfois, il répète toujours la même phrase composée de trois mots ; l'insensibilité cutanée est très marquée ; souvent, on est obligé de lui introduire les aliments dans la bouche. Trois mois après son entrée dans l'asile Saint-Pierre, et sept mois après le début de ces troubles psychiques, il existe toujours une excitation maniaque avec agitation. Les propos sont incohérents. On note du mutisme passager, et le malade se livre à des violences sous l'influence d'idées délirantes de persécution. Il est maintenu à l'asile.

Observation XI

(M. Rey.)

Marq..., 31 ans, du régiment étranger, a eu, à la suite de fièvres rémittentes contractées au Tonkin, des troubles psychiques, de la lypémanie, des idées de persécution ; il a menacé ses camarades ; il est facilement excitable ; il reste toujours sombre ; il se plaint de troubles oculaires et de douleurs périodiques. Il n'existe ni hallucinations, ni délire systématisé. Trois mois après son entrée à l'asile, on observe toujours de la débilité mentale avec idées délirantes, hypocondriaques et plaintes incohérentes. Une certaine amélioration se produit le mois suivant.

OBSERVATION XII

(M. Rey.)

Mull..., 26 ans, du régiment étranger, a eu des fièvres intermittentes dans diverses expéditions coloniales ; quelque temps après, des troubles psychiques se sont déclarés ; il a essayé de se pendre avec sa cravate ; il a des périodes de calme qui ne durent que quelques jours ; puis l'agitation revient, il quitte son lit, pousse des cris inarticulés ou des paroles sans suite, fuit à la vue des infirmiers ; il a des hallucinations terrifiantes, une impressionnabilité excessive. Le 11 mars 1893, on observe du délire des persécutions.

Le 10 mai, la dépression et le délire mélancolique sont seuls signalés sur le certificat de situation, qui constate, en outre, une amélioration. Ce malade peut même sortir ; mais on l'interna de nouveau quelques mois plus tard.

OBSERVATION XIII

(M. Rey.)

W..., 24 ans, détenu dans un pénitencier d'Algérie, a eu, à plusieurs reprises, des fièvres intermittentes. C'est à cette influence que l'on peut rattacher des troubles psychiques ultérieurs, consistant en lypémanie avec hallucinations de l'ouïe, de la vue, mutisme, tristesse, cauchemars. Il prétend qu'on veut l'empoisonner avec les médicaments ; il entend toujours des sons de cloche, de musique militaire; il voit des lumières dans sa cellule, des mains qui passent par le judas, etc. Six mois après son entrée à l'asile, la débilité mentale avec des idées de persécution s'améliore légèrement. Une nouvelle série d'accès de fièvre intermittente reste sans influence sur son état mental. Le mois suivant, l'état de ce malade est assez satisfaisant pour autoriser sa sortie.

ÉTIOLOGIE. — PATHOGÉNIE

La question étiologique présente dans les fièvres intermittentes, comme dans les maladies infectieuses, un intérêt incontestable. Y a-t-il simple coïncidence entre les accès intermittents et les psychoses, ou bien une relation de cause à effet ?

D'après Pasmanik les troubles psychiques seraient dus surtout aux conditions extérieures climatériques. Cette opinion est détruite par ce fait que les troubles intellectuels palustres se produisent en toute saison et sous tous les climats. On ne peut nier cependant pour cela ces influences d'une façon absolue, car il n'est pas contestable, ainsi que l'ont signalé Colin et Boinet, que l'action d'un soleil ardent prend souvent une grande part au développement de ces délires.

À cet élément, Krœpelin ajoute la prédisposition névropathique, et soutient qu'il est absolument nécessaire que les malades aient une hérédité vésanique ou alcoolique. La nécessité de la prédisposition est également formulée en termes très nets par MM. Lemoine et Chaumier. Nous pensons au contraire avec M. Rey que le paludisme comme les autres infections, peut être seul cause de troubles mentaux, et dans certains cas où les sujets présentent des tares héréditaires et individuelles, on peut suivre quelquefois dans les manifestations délirantes, ce qui revient à l'intoxication palustre et ce qui revient à la dégénérescence mentale.

M. Rey rapporte au Congrès de Toulouse que cette double action a été manifeste chez un fusilier disciplinaire venu du Sénégal, et traité d'abord à l'hôpital militaire de Marseille pour fièvres et cachexie palustres. Entré à l'asile d'aliénés de Saint-Pierre, il offrait tous les caractères de ce délire mélancolique observé dans l'intoxication aiguë. Il guérit. Réintégré plus tard à la suite d'un délit et après une ordonnance de non-lieu, il n'a présenté que l'état maniaque avec l'allure bizarre qui est particulière aux dégénérés.

Puisque donc le paludisme peut être l'occasion de troubles cérébraux, il faut nous demander de quelle pathogénie ces troubles cérébraux relèvent.

Il est universellement admis que les maladies infectieuses sont susceptibles d'être suivies à brève ou longue échéance de désordres mentaux à formes multiples.

La première des explications, la plus simple, la plus logique, semble-t-il, c'est celle de Gubler, de Kirn, de Guénon, c'est-à-dire celle de l'asthénie, de l'épuisement nerveux que Kraepelin commence à attaquer, en y ajoutant l'influence irritante ou « nécrobiotique du poison zygomatique ». Il dit même plus loin « quant à admettre que l'asthénie puisse encore agir comme agent névropathique, des années après l'épuisement de la maladie, on ne saurait le faire, son influence ne peut s'exercer au delà de quelques semaines, quelques mois au plus. »

Landouzy dans l'examen des diverses théories proposées pour expliquer certains troubles nerveux après les maladies aiguës, déclare que la question de l'asthénie est jugée. « L'épuisement nerveux n'a été créé que par analogie avec l'épuisement musculaire. Quand, grâce au progrès de la chimie biologique moderne, nous pourrons donner à l'expression d'épuisement nerveux, une signification aussi con-

« crète qu'à celle d'épuisement musculaire, nous pourron
« alors discuter. »

D'autres auteurs ont incriminé une altération dans la quantité et la qualité du sang, et ont fait de l'anémie, la base
d'une théorie. Nous ne croyons point qu'elle puisse donner
une explication suffisante des faits. Personne ne met en doute
que les vésanies succèdent parfois aux affections aiguës ané-
miantes les plus diverses ; de là il y a loin à admettre l'anémie
comme cause unique. Il existe évidemment autre chose qu'une
altération dans la quantité du liquide nourricier.

En admettant que pendant quelques semaines on puisse
proposer semblable explication, il est clair que pour les con-
.équences lointaines de l'impaludisme, elle ne saurait être va-
able.

Après l'anémie, une explication se présente d'elle-même :
la congestion cérébrale nous donnera-t-elle la clef de ces phénomènes ? Il est encore facile d'écarter cette théorie, qui pour-
ra bien à la rigueur, expliquer les désordres du cours de la
maladie, mais qui à coup sûr ne saurait intervenir dans l'explication des phénomènes plus tardifs. Elle ne peut être la
raison déterminante du complexus si varié d'une psychose.

Les premiers observateurs de la mélanémie, Helscht, Pla-
ner, n'avaient pas hésité à expliquer les accidents cérébraux
de la malaria, par l'accumulation du pigment noir dans les
capillaires du cerveau. Maisdéjà Frérichs déclarait que quelque attrayante que lui parût cette manière de voir, il ne pouvait la partager sans restriction, parce qu'il avait observé
des cas où en dépit de la coloration obscure du cerveau, il
ne s'était présenté aucun trouble cérébral, et d'autres cas où
les désordres centraux existaient en l'absence de toute pig-
mentation de l'organe. Il est possible cependant, ajoute Quelst,
que des lésions plus fines, visibles seulement sur de bonnes
préparations histologiques, existent dans ces cas où la co-

loration de la substance cérébrale n'est pas sensiblement mo-
difiée.

Depuis que Laveran a démontré que le paludisme était une
maladie infectieuse, il était tout naturel de faire jouer à
l'infection le rôle principal dans la production des troubles
mentaux, et d'assimiler les fièvres intermittentes à la pneumo-
nie. l'influenza, la fièvre typhoïde, l'érysipèle, etc.

L'infection est caractérisée, dit M. le professeur Bouchard,
par la pénétration et le développement dans l'organisme vivant, d'un contage animé aussi, et dont les exigences vitales
sont en opposition avec celles du premier. Il va donc y avoir
lutte, et la lutte c'est la maladie infectieuse. Il reste toujours
après de pareils combats une altération de l'organisme que
l'on peut expliquer par un traumatisme microbien ou une
intoxication produite par ses déchets.

Il paraît plus probable cependant que la cause de l'excitation exercée sur les centres cérébraux, soit plutôt représentée
par les toxines que par l'hématozoaire. Les divers phénomènes nerveux qu'on rencontre au cours du paludisme, ne dis-
pensent pas Laveran lui-même, de l'alternative, si une toxine
particulière secrétée par le parasite palustre lui-même, sera
la cause principale de tous ces phénomènes nerveux, ou bien
si l'on pourrait en incriminer le parasite seul.

La théorie des troubles de la nutrition que MM. les professeurs Mairet et Bosc ont parfaitement définie, nous paraît avoir
l'avantage d'expliquer les faits, particulièrement pour les psychoses post-fébriles. De plus, pathogéniquement, elle géné-
ralise et rassemble en un même groupe, toutes les aliéna-
tions mentales étudiées par les auteurs sous autant de déno-
minations qu'il y a de causes d'infection susceptible de les
produire.

Si à la période fébrile, l'action des toxines ou de l'hématozoaire lui-même domine la scène pathologique, si le délire

est un délire propre à l'infection, à la période de convalescence au contraire, la modalité revêtue, et l'évolution suivie
par la maladie montrent bien que c'est la nutrition qui cons-
titue le seul élément pathogène. L'agent infectieux a déjà joué
son rôle rapide, et la nutrition reste profondément lésée, lan-
guissante, et c'est elle manifestement qu'il faut incriminer.

CONSIDÉRATIONS MÉDICO-LÉGALES

La question des rapports de l'infection palustre avec la folie ne pouvait manquer d'être envisagée au point de vue médico-légal. C'est parce qu'il s'agit particulièrement de paludéens appartenant à l'armée coloniale, observés à l'Asile Saint-Pierre, que nous devons consacrer un chapitre aux conséquences visibles de l'infection.

Nous voulons parler des actes commis par les malades, actes pouvant constituer un danger pour leur entourage, un dommage pour l'État, ou une atteinte à la discipline, et exposant ainsi ces sujets à l'application du Code pénal.

L'examen de cette question nous a été particulièrement inspiré par les fréquentes réflexions de notre chef de service, à cet égard ; et nos conclusions sont conformes à l'opinion que nous lui avons entendu formuler.

Sans refaire la symptomatologie des affections mentales pouvant éclater au cours ou dans la convalescence des accès palustres, nous devons rappeler la fréquence des hallucinations, des idées de persécution et des impulsions.

On observe aussi des états de simple dépression, l'obtusion intellectuelle et l'hébétude qui peuvent rendre le sujet inapte à remplir ses obligations. Il est des états qui peuvent simuler l'ivresse.

D'autres fois l'explosion des troubles mentaux a été marquée par des actes d'indiscipline ou de violence.

MM. Boinet et Rey ont relaté plusieurs faits de ce genre. Tel est ce paludéen qui, en proie à une halucination, s'est précipité avec une baïonnette sur le sergent-major. Un soldat, au cours d'un accès, brise son fusil ; un autre veut tuer son camarade qui se moque de son invention.

M. Boinet a recueilli au Tonkin le fait suivant :

Un annamite, sujet à de fréquents accès de fièvre, donne un coup de couteau tonkinois (coupe-coupe) à une jeune fille annamite, au moment où elle passait derrière lui. La victime mourut d'une hémorragie abondante, produite par la section de l'artère fémorale. Le meurtrier allait être décapité quand le juge d'instruction chargea le docteur Boinet de procéder à un examen médico-légal.

Cet annamite avoua que depuis plusieurs semaines, il entendait des voix qui le menaçaient de mort. Un ennemi invisible se trouvait derrière lui pour le tuer. Le bruit qu'avait fait la jeune fille en s'approchant de l'interprète lui avait fait croire à l'arrivée de son assassin imaginaire, et sans tourner la tête, l'interprète avait lancé son coupe-coupe dans la direction du bruit. L'expertise conclut à l'irresponsabilité.

Grafft-Ebing parlant des impulsions pathologiques à la fuite, dit que, de temps en temps elles sont la seule raison du crime de désertion.

C'est là une des manfestations délirantes de l'impaludisme sur laquelle M. Rey a insisté dans sa communication au Congrès de Toulouse.

Cette question est d'autant plus importante que les actes d'indiscipline ou de violence peuvent être commis dans les états de convalescence de la malaria, alors que le malade n'offre pas l'aspect d'un sujet atteint d'aliénation mentale.

A propos de l'état de débilité mentale que peut entraîner l'infection palustre, nous citons le fait suivant : un engagé volontaire contracte le paludisme au Tonkin, au 1er Colonial.

Il est rapatrié dans un état d'anémie profonde. Pendant son séjour dans sa famille, en congé de convalescence, il commet une série d'actes délictueux ; il vole le collier de perles d'une petite fille. Cet homme est condamné à deux ans de prison par le Conseil de guerre. Peu après son arrivée au Pénitencier, on constata des troubles intellectuels et il est enfin envoyé à l'hôpital.

Il y a lieu d'admettre que l'état de débilité, conséquence de l'infection palustre, avait diminué chez cet individu la résistance aux incitations passionnelles ou même vicieuses.

Dans un cas analogue, un employé déprimé par l'anémie palustre, se laisse aller à commettre des actes indélicats, dans une maison de commerce à Djibouti. M. Rey, chargé de l'expertise médico-légale, conclut à une forte atténuation de la responsabilité.

Comme exemple d'influence de l'infection palustre sur les déterminations, citons encore ce colonial atteint de fièvre et d'anémie, qui, à chaque promotion de caporaux, devenait triste et brisait son fusil.

Les prédispositions héréditaires, les états de dégénérescence si fréquents dans certains corps, peuvent donner une forme et une couleur particulière au délire paludéen. C'est dans ces cas qu'on observera surtout des tendances aux actes d'indiscipline et de violence.

Il y a là deux facteurs de désordre qui peuvent amener l'intervention de la justice militaire, mais l'infection palustre reste toutefois la cause déterminante.

Ces observations montrent la nécessité de soumettre à un examen médico-légal, tout délinquant, qui, dans les colonies a été atteint de fièvres palustres. L'homme placé dans des conditions climatériques aussi anormales et dangereuses pour la sauvegarde de nos intérêts, a droit à la sollicitude des pouvoirs publics, et doit éveiller l'attention des criminalistes, plus encore que les vulgaires délinquants de la métropole, qui bénéficient des expertises médico-légales. Cela est d'autant plus mauvais, que nos statistiques enregistrent une augmentation notable des aliénés, provenant des corps expéditionnaires. Quelques-uns nous arrivent des pénitenciers militaires, qu'une expertise médico-légale aurait désignés immédiatement pour l'asile d'aliénés.

La question médico-légale n'intéresse pas seulement la criminalité et la responsabilité des délinquants, elle touche aux intérêts matériels des victimes du paludisme dans nos colonies. C'est ce que MM. Boinet et Rey ont particulièrement envisagé dans leur communication au Congrès de Toulouse.

Doit-on accorder la réforme avec pension aux militaires de l'armée de terre et de mer, dont l'aliénation reconnaît pour cause l'infection palustre ?

En posant la question, MM. Boinet et Rey, y ont répondu par l'affirmative, nous partageons cette opinion.

N'y a-t-il pas en effet analogie entre les traumatismes qui, à l'occasion d'un service commandé en temps de paix ou de guerre mettent l'homme dans l'impossibilité de gagner sa vie, et le naufrage de l'intelligence qui rend l'individu incapable de subvenir aux besoins de sa famille.

Les objections présentées au Congrès de Toulouse contre la proposition de MM. Rey et Boinet, visent la difficulté d'établir un diagnostic étiologique de l'affection mentale. Ce ne serait pas une raison pour renoncer systématiquement à un examen.

Du reste, hâtons-nous de dire que l'autorité militaire a reconnu cette nécessité. L'examen de pareilles situations a été quelquefois suivi d'une décision favorable.

L'enquête a d'abord pour but d'établir l'existence de l'infection palustre par les certificats d'origine et les rapports des chefs de service. Elle porte également sur les antécédents hé-

réditaires et personnels des intéressés. Celle-ci est de nature
à soulever des objections. Nous ne pensons pas que l'existence de ces antécédents puisse diminuer la responsabilité de
l'État.

Il faudrait pouvoir démontrer que ce même sujet, resté dans
son milieu habituel ou placé dans des conditions moins dé-
favorables, aurait été frappé d'aliénation mentale. La prédisposition a pu jouer son rôle, mais en pareil cas, c'est la cause
efficiente des troubles psychiques qu'il faut envisager et qu'il
est juste de faire entrer en ligne de compte.

Si les antécédents héréditaires devaient avoir pour conséquence de priver les victimes de l'impaludisme, de tout droit
à une indemnité, sous forme de pension, il faudrait sélec-
tionner par une enquête préalable les sujets destinés aux corps
coloniaux.

CONCLUSIONS

1° Le paludisme, comme toute infection, peut déterminer par lui-même des psychoses ;

2° Ces psychoses palustres peuvent être divisées en psychoses fébriles et en psychoses apyrétiques ;

3° Les troubles intellectuels de l'impaludisme ne présentent aucun caractère spécial permettant de reconnaître par le seul examen mental l'élément palustre. Néanmoins, la forme la plus commune est la forme mélancolique avec troubles sensoriels ;

4° Plus rarement, les troubles intellectuels déterminés par les fièvres intermittentes présentent les caractères d'une pseudo-paralysie générale et même de la paralysie générale vraie ;

5° L'analogie qu'on a indiquée avec les manifestations délirantes oniriques n'est acceptable que pour les délires fébriles, elle ne saurait exister dans les cas apyrétiques ;

6° Lorqu'il existe une prédisposition héréditaire et de la dégénérescence psychique, on observe plus particulièrement des états maniaques ;

7° Les psychoses liées à l'impaludisme sont généralement curables ;

8° En raison des troubles intellectuels d'origine palustre pouvant provoquer des actes délictueux, il y a lieu de soumettre à un examen médico-légal tout délinquant qui dans les colonies a été atteint de malaria ;

9° Il y a lieu d'accorder des indemnités sous forme de pension aux militaires de l'armée de terre et de mer dont l'aliénation reconnaît pour cause l'infection palustre contractée en campagne.

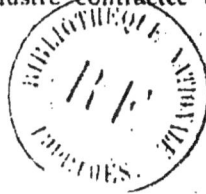

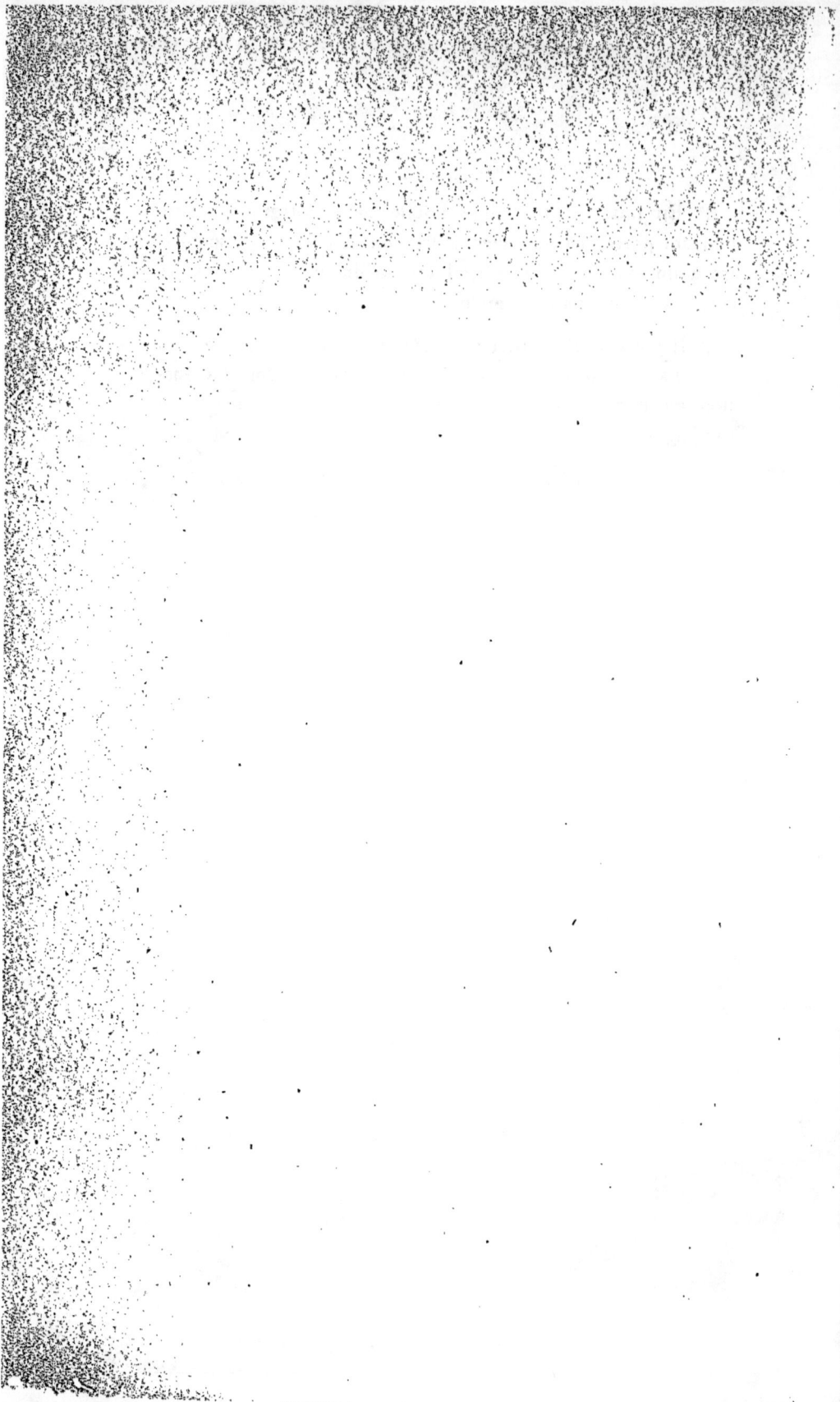

INDEX BIBLIOGRAPHIQUE

AUBANEL. — Recherches, statistiques.

BAILLARGER. — Ann. méd. psycho , 1843.

BARD. — Thèse d'agrégation. Paris, 1883.

BARDETTINI. — Les troubles et les altérations du système nerveux dans la malaria. Annales de médecine navale, 1898.

BERTHIER. — Ann. méd. psycho., 1801.

BOINET. — Hystérie et paludisme. Presse médicale, 1901.

BOINET et REY. — Troubles psychiques dans l'impaludisme. Congrès de Toulouse, 1897 ; Congrès de Montpellier, 1898.

BOINET et SALEBERT. — Des troubles moteurs dans l'impaludisme.

BOURRU. — Quelques maladies des centres nerveux de nature paludéenne.

BREUILLARD. — Thèse de Paris, 1876.

CALMETTE. — Gazette des hôpitaux, 1872.

CARDAMATIS. — Psychoses paludiques. Progrès médical, 1901,

CARDAMATIS et RANCKIS. — Fièvre paludéenne convulsive pernicieuse. Progrès médical, 1899.

CATRIN. — Paludisme chronique.

CHABAL. — Thèse de Bordeaux, 1898.

CHRISTIAN. — Mémoires sur la folie paludéenne.

— Archives générales médicales, 1873.

COLIN. — Traité des fièvres intermittentes. Paris, 1870.

CORRE. — Traité des maladies des pays chauds.

CRESPIN. — Thèse de Lyon, 1891.

DE MATTOS (J). — Les maladies infectieuses dans l'étiologie de la folie. Revue portugaise de médecine et de chirurgie pratique, 1898.

GALIANA. — Congrès de Madrid. Revue de neurologie, 1903.

GABRA. — Thèse de Paris, 1895.

GIÃO (M.). — Un caso de psychose palustre. Revue portugaise de médecine. Lisbonne, 1903.

GILBERT. — Traité de pathologie mentale. Paris, 1903.

GIRARD DE CAILLEUX. — Influence des fièvres intermittentes sur la folie. Ann. médic. psycho., 1846.

HOFFMANN. — Consultations et réponses médicales, cent. III.

HELSCH et KIENER. — Maladies des pays chauds, 1889.

KRŒPLIN. — Influence des maladies aiguës sur les maladies mentales. Archives de neurologie, 1881.

LAVERAN. — Traité de paludisme.

LE DANTEC. — Pathologie exotique, 1903.

LEJAUNE. — Thèse de Lyon, 1890.

LEMANSKI. — Troubles psychiques chez les paludéens. Bulletin de l'hôpital civil français de Tunis, 1902.

LEMOINE et CHAUMIÉ. — Etude sur les troubles psychiques dans l'impaludisme. Ann. médic. psycho., 1887.

MABILLE. — Ann. médic. psycho, 1881.

MANSON PATRICK. — Maladies des pays chauds. Paris, 1904.

MARANDON DE MONTZEL. — Contribution à l'étude des troubles intellectuels dans le paludisme. Revue de médecine. 1903.

— Contribution à l'étude clinique des rapports de l'impaludisme et de l'alcool. Ann. psycho., 1893

MARINÉSÉO. — Revue neurologique, 1899.

MASCATO (P.). — Gazette médicale de Lombardie. Milan, 1901.

MAIMET et Bosc. — Ann. médic. psycho., 1892

MORGAGNI. — Du siège et des causes des maladies.

MORGUE (F.). — Thèse de Montpellier, 1891.

PASMANIK. — Des psychoses malariennes. Wiener medic., 1877.

PATRIN. — Paludisme chronique.

PÉLISSARD (L.). — Thèse de Lyon, 1903

PITALUGA. — Psychoses et névroses post-paludiques. Congrès de Madrid Revue de neurologie. 1903.

QUELSCHER. — Maladies des pays chauds.

RÉGIS. — Les délires toxiques et infectieux. Leçons de clinique, 1895-96.

REMLINGER. — Les déterminations du paludisme sur le système nerveux. Gazette des hôpitaux, 1897.

RIVIÈRE. — Centurie I, obs. 74.

SÉBASTIAN. — Observations de manies consécutives à la fièvre intermittente. Ann. médico psycho., 1844

SYDENHAM. — Médecine pratique.

TEISSIER (J.). — Paludisme et névrose. Bull. méd., 1890.

TIKANASSE. — Sur les troubles psychiques d'origine paludéenne. Gazette des hôpitaux, 1899.

TRIANTAPHYLLIDÈS. — Neurasthénie palustre. Arch. neurol., 1891.

VINCENT. — Thèse de Montpellier, 1878.

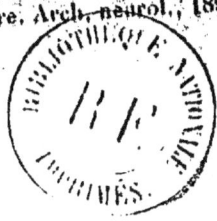

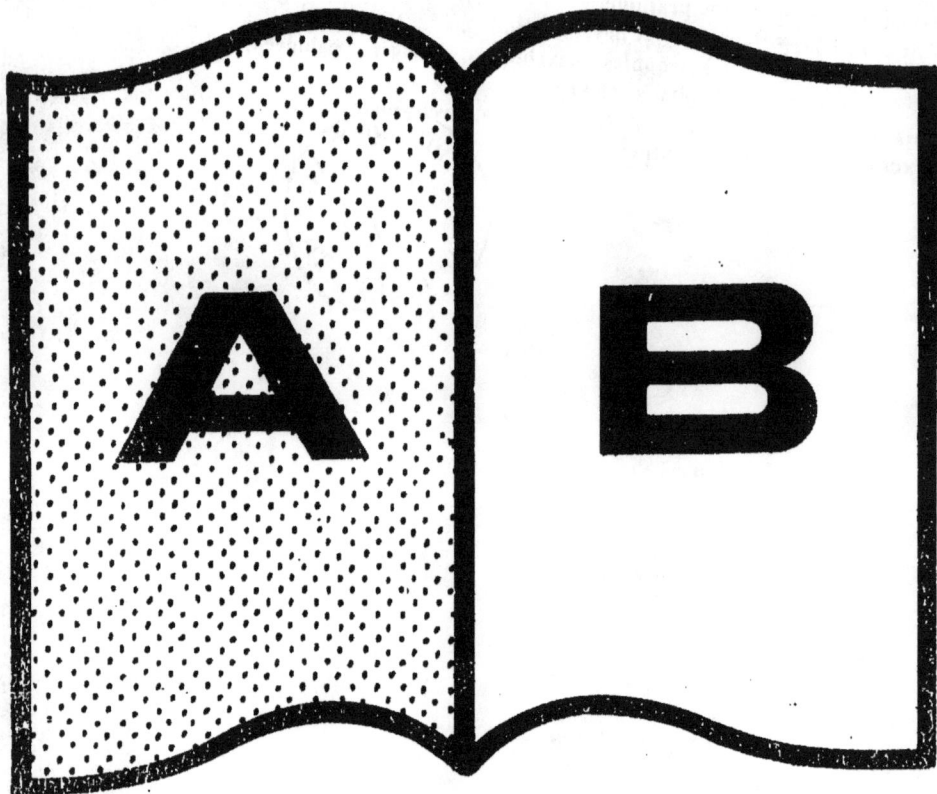

Contraste insuffisant

NF Z 43-120-14

www.ingramcontent.com/pod-product-compliance
Lightning Source LLC
Chambersburg PA
CBHW070842210326
41520CB00011B/2310